Notes / E

Avant propos

J'ai mal ! J'ai mal ! Et j'ai l'impression que personne ne comprend cette douleur. C'est complexe. Parfois je la supporte comme une amie de longue date et parfois je voudrais disparaître pour qu'elle disparaisse avec moi. J'ai essayé beaucoup de choses pour la faire partir. Beaucoup de traitements. J'ai vu plein de médecin qui avait chacun un avis différent. Mais souvent la même conclusion. Je ne vois pas ce que vous avez.

Une doctoresse qui m'a vraiment écouté, m'a également dit la même chose car les examens ne révélaient rien. Mais par contre, elle m'a dit que je pouvais peut être essayer d'autres voies de guérison. **Et elle m'a paradoxalement proposé d'écrire ma douleur**. Je suis sortie de là déçue de ne pas avoir un nom à mettre sur mon mal-être mais au moins avec une piste : **ECRIRE MA DOULEUR**

J'ai d'abord voulu en savoir plus sur cette douleur qui m'accompagne depuis si longtemps. J'ai donc décortiqué un peu le sujet. **Et puis j'ai écris...:**

Je sais qu'une question vous brûle les lèvres... Alors ? Moins mal ? Et bien ce n'est pas aussi simple. En fait, je me sens mieux. Est-ce que j'ai moins mal...Disons que je supporte mieux la douleur. Je ne lui résiste plus comme avant... Grâce à la méditation (colorée), une hygiène de vie améliorée et surtout ce passage à l'écriture...et bien OUI je peux dire que je vais mieux !
Vous trouverez dans ce livret/e-Book des réflexions sur la douleur. Dans la version carnet de notes, des pages lignées pour écrire vos pensées. Je vous conseille de décrire au maximum cette douleur quotidienne. Décrivez aussi les émotions qui s'y rattache. Enfin, faites une demande courte à l'Univers pour que vous puissiez mieux accepter cette douleur. Faites-en une alliée plutôt qu'une ennemie. Parlez-lui et **surtout pardonnez-lui d'exister**. En cas de besoin, vous pouvez toujours me contacter, mes coordonnées sont à la fin du livret/eBook.
Bon cheminement
Maylin Inspiration

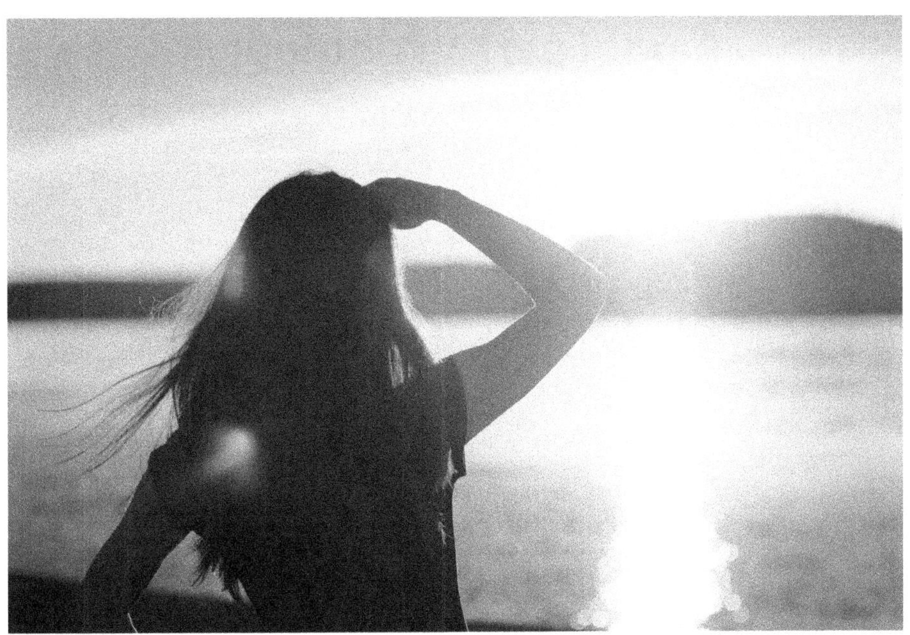

Qui craint de souffrir, il souffre déjà ce qu'il craint. Michel de Montaigne (1533 - 1592)

On souffre moins de la souffrance que de notre manière de l'accepter. Maurice Maeterlinck (1862 - 1949)

La peur de souffrir fait parfois plus de mal que la souffrance elle-même. Anonyme

Quand la souffrance s'abat sur nos vies, il faut l'accepter avec un sourire. Anonyme

A quoi sert la douleur ?

Pour désagréable qu'elle soit, la douleur est donc tout de même fort utile : elle sert à nous avertir du danger pour qu'on s'en éloigne autant que possible. C'est elle qui nous indique qu'il vaudrait mieux relever tout de suite ce pied qui vient de se poser sur un bout de verre.

Niveaux de douleurs

Pour traiter les différentes douleurs, l'OMS a défini les 3 paliers de la douleur, selon son intensité. Douleurs faibles à modérées. - Douleurs modérées à sévères - douleurs intenses.

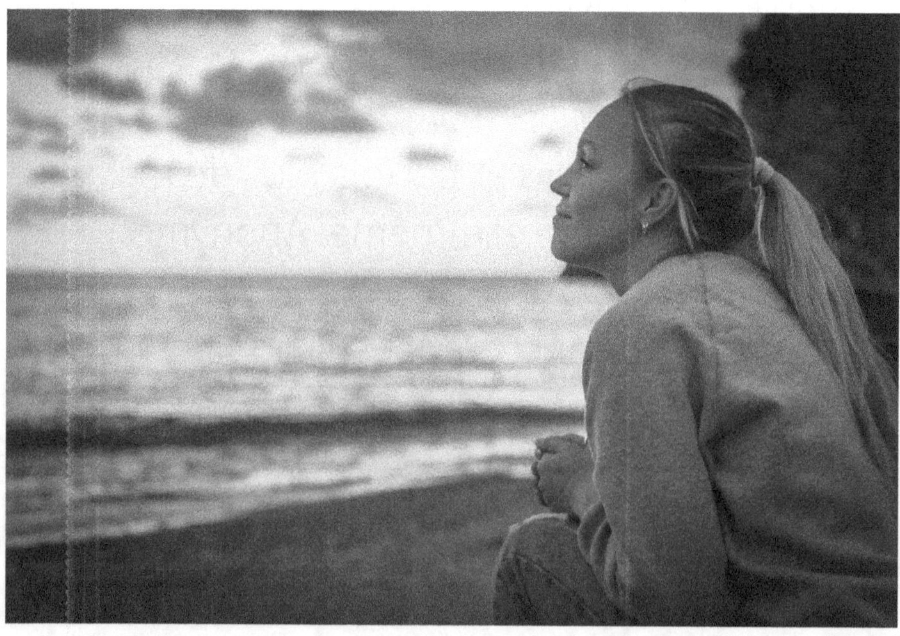

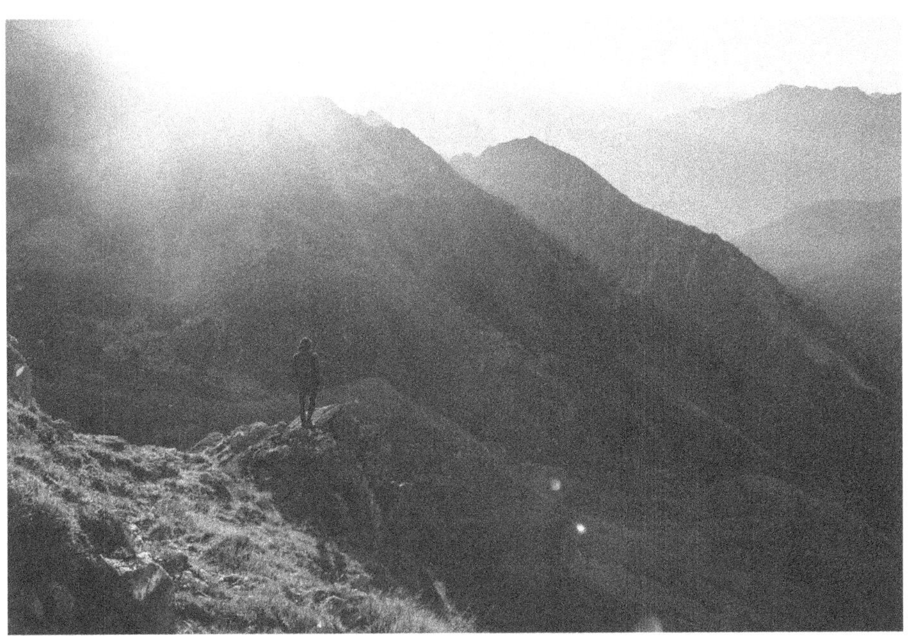

Celui qui souffre devient miséreux lorsqu'il considère ses souffrances comme un fardeau injustement imposé. Anonyme

La vie est parfois une longue suite de difficultés. Ce n'est pas parce que je les évite ou que je refuse d'y faire face que celles-ci disparaîtront. Anonyme

Aucune souffrance ne m'élève si je ne la transforme pas en tremplin. La victime se demande ce que l'épreuve lui a enlevé, le sage cherche à comprendre les leçons qu'il peut en tirer. François Gervais

Points sur les différents types de douleurs

Douleurs chroniques

La douleur chronique est
une douleur persistante qui compromet votre
bien-être, votre niveau fonctionnel et votre
qualité de vie. Elle peut être le résultat d'une
blessure ou d'une infection ou une cause
continue de douleur peut exister.

Douleurs articulaires

La véritable douleur articulaire (arthralgie) peut,
ou non, s'accompagner d'une
inflammation articulaire (arthrite). Le symptôme
le plus fréquent de l'inflammation articulaire est
la douleur. Une articulation enflammée peut
également être chaude et gonflée et, moins
souvent, la peau qui la recouvre peut être
rouge.

Les douleurs fantômes :

Les douleurs fantômes se manifestent de plusieurs façons différentes. «La plupart du temps, il s'agit d'une sensation de brûlure ou d'élancement dans le membre manquant, ou encore de douleurs électriques ou de crampes. Parfois, on ressent une douleur difficile à définir ou une sensation désagréable.

Les douleurs musculaires

Les douleurs musculaires n'indiquent pas nécessairement une maladie sous-jacente. Elles peuvent survenir en cas de position assise ou allongée prolongée, si vous pratiquez une activité physique pour la première fois, et dans le cas d'entorses et de foulures.

Les douleurs de l'accouchement

Pendant la première partie de l'accouchement, appelée travail ou dilatation, la douleur est provoquée par les contractions utérines qui ouvrent progressivement le col. Cette perception est en général discrète au début, mais plus le travail avance, plus la douleur devient intense

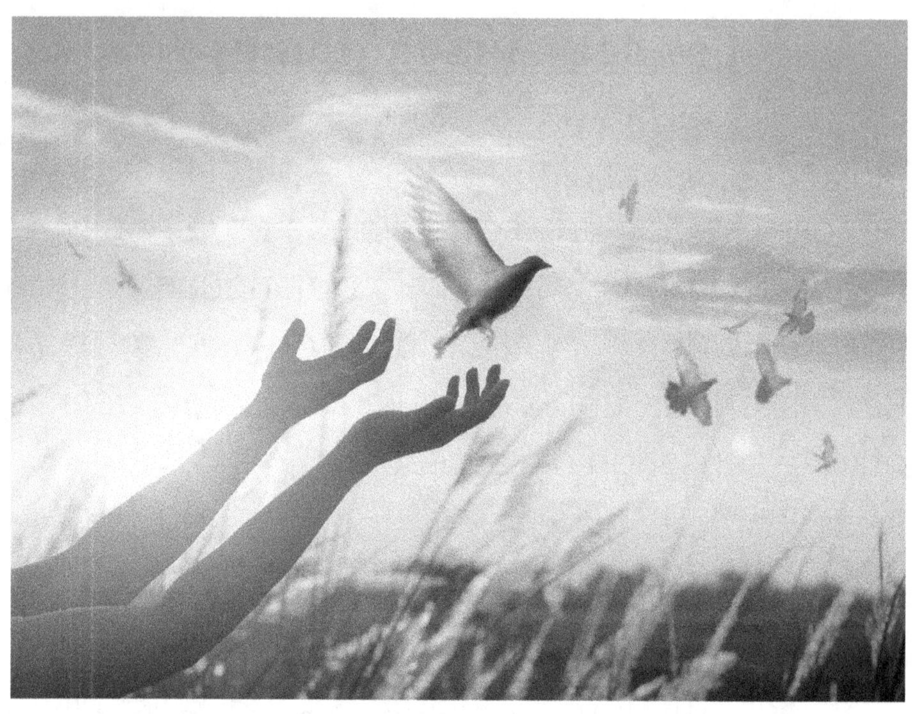

La souffrance nous permet d'apprendre la compassion afin d'être à l'écoute des personnes qui souffrent et de leur apporter joie et réconfort. Anonyme

La souffrance nous rend égoïstes, car elle nous absorbe tout entier. C'est plus tard, sous forme de souvenir, qu'elle nous enseigne la compassion.
Marguerite Yourcenar
(Alexis ou Le traité du vain combat, 1929)

Voyons maintenant **quelques réflexions que l'ont peut avoir par rapport à la douleur.** N'hésitez pas à les lire puis à transcrire ce que vous en pensez.

Attitudes face à la douleur (approche bouddhiste)

Que dit le Bouddha à propos de la douleur ? Il souligne qu'il y a deux aspects à notre malaise — et c'est, à mon avis, l'une des clefs de son enseignement pour comprendre ce qu'est la douleur et s'en libérer.

Le Bouddha dit que la douleur a deux aspects : **l'un qui est physique et auquel on ne peut pas grand-chose ; et l'autre qui est mental et sur lequel on peut agir**. Or c'est l'aspect mental qui est le plus important. En fait, l'attitude de l'esprit vis-à-vis de la douleur physique est parfois si puissante qu'elle peut faire s'évaporer complètement la douleur. Je pense que vous connaissez tous ces histoires de sportifs qui se cassent une jambe ou un bras mais qui continuent à jouer, ne réalisant qu'après un certain temps qu'ils se sont blessés.
.

Qu'en pensez-vous ?

Je suis persuadée qu'une fois épuisé les canaux traditionnels, on peut sans difficulté apprendre à renforcer son mental, par la méditation par exemple.

La vision que l'on a de sa douleur peut tout changer.

Un autre exemple puissant : vous devez faire quelque chose que vous n'aimez pas faire...vous reportez, vous reportez et parfois la douleur est une bonne excuse pour ne pas faire certaines choses ou ne pas voir certaines personnes.

A d'autres moments, vous êtes en train de faire quelque chose que vous adorez faire. La douleur est bien là, elle se renforce même car vous faites un effort soutenu sur la durée. Vous savez que le lendemain sera pire encore. Et pourtant...vous continuez. "Vous faites avec," comme on dit. "Vous prenez sur vous". Vous faites preuve de volonté et fièrement vous terminez ce que vous vouliez faire. Preuve si l'en est que l'esprit et le mental ont un impact important dans notre capacité à supporter la douleur.

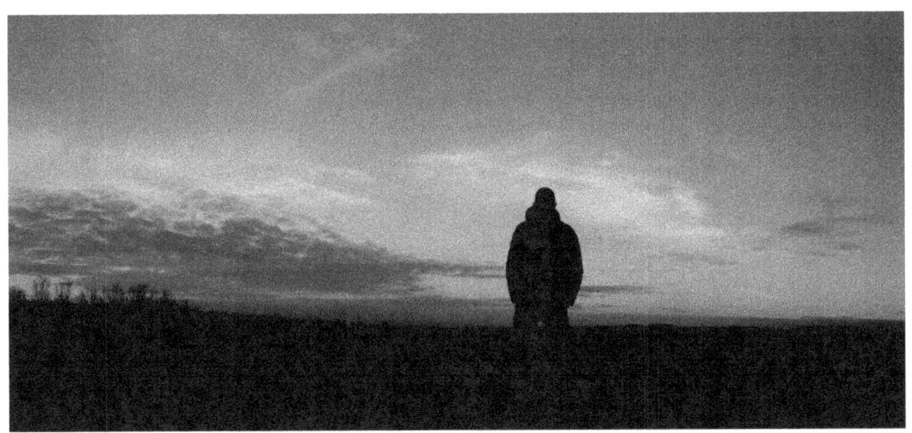

La pire souffrance est dans la solitude qui l'accompagne. André Malraux
(La condition humaine, 1933)

La souffrance donne à l'homme la possibilité de descendre en lui-même pour réfléchir.
Omraam Mikhaël Aïvanhov

On ne souffre pas seul, on souffre toujours avec ceux qui souffrent à cause de votre souffrance.
Elie Wiesel

Je dois reconnaître que je suis seul à pouvoir décider de transformer ma tragédie personnelle en victoire. Cela fait appel à mon potentiel le plus élevé, au plus grand des courages, celui de souffrir d'une manière constructive. Anonyme

La solitude dans la douleur

Lorsque l'on souffre quotidiennement, on se retrouve rapidement isolé dans sa douleur. On a tendance à s'isoler. On essaie de ne pas se plaindre tout le temps alors pour l'éviter, on finit par moins voir les gens. Ils ne comprennent pas toujours ce que l'on vit. Après tout, cela ne se voit pas la douleur. C'est un peu un sujet tabou. Et quand on en parle, notre entourage à deux conseils : "Tu devrais te faire soigner" ce qui est fait depuis longtemps mais sans réel succès et "Ne t'inquiètes pas, je suis certain(e) que cela va passer". Mais non ça ne passe pas. Y a des jours avec et des jours sans, mais non ça ne passe pas.

On comprend mieux le succès des groupes d'entraide sur les réseaux sociaux. Mais pour les avoir testé, il y a un moment où constamment entendre les autres se plaindre même si on sait exactement ce qu'ils vivent et bien ça devient pénible. C'est pour cela également que je suis persuadée qu'écrire ses ressentis est salvateur.

Qu'en pensez-vous ?

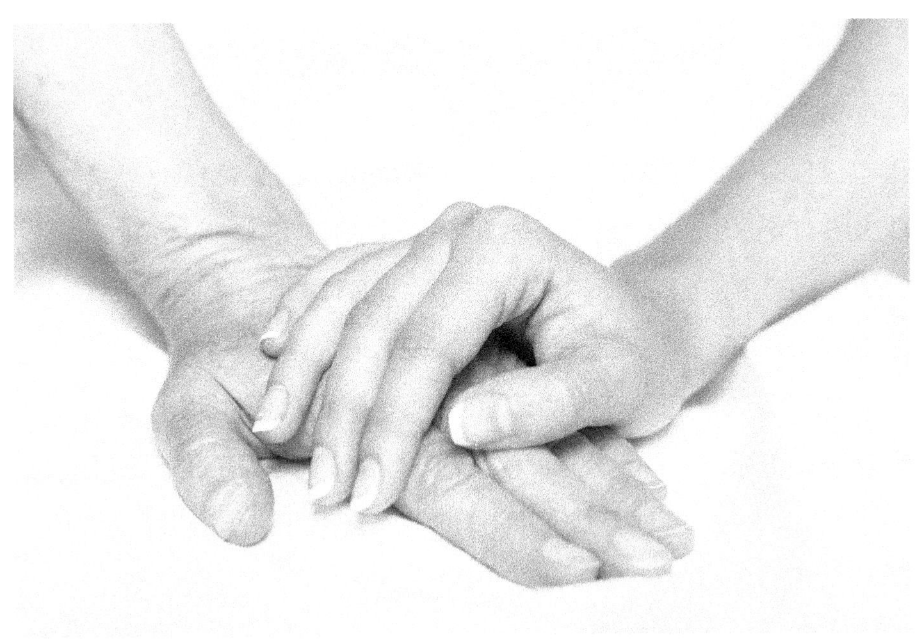

Le monde est saturé de souffrances par manque de paix. Mère Teresa

Si tu as un ami qui souffre, sois un asile pour sa souffrance. Friedrich Nietzsche
(Ainsi parlait Zarathoustra, 1885)

Nous avons tous la prétention de souffrir beaucoup plus que les autres.
Honoré de Balzac

Qui porte des chaussures ignore la souffrance de qui marche pieds nus. Proverbe chinois

La douleurs des autres

On pourrait croire que nous sommes mieux armés pour affronter la douleur des autres mais malheureusement ce n'est pas du tout le cas...Au contraire, souvent cette douleur incessante a fait de nous des êtres hypersensibles. Nous sommes devenus empathes et nous avons tendance à ressentir la douleur de l'autre comme si c'était la nôtre. Et on sait de quoi on parle pour souvent l'avoir vécu nous-même.

Dans certain cas, nous choisissons volontairement de nous isoler des autres car leur contact est trop douloureux. Dans le cas contraire, on peut rapidement se transformer en sauveur et vouloir porter la croix de la douleur des autres en espérant que cela va soulager nos propres douleurs. Ce n'est pas le cas non plus. Je peux déjà vous le dire. Attention aussi au syndrome du Saint Bernard qui veut que l'on se mette à sauver la terre entière sauf nous-même En voulant même "sauver" des personnes qui n'ont rien demandé.

Qu'en pensez-vous ?

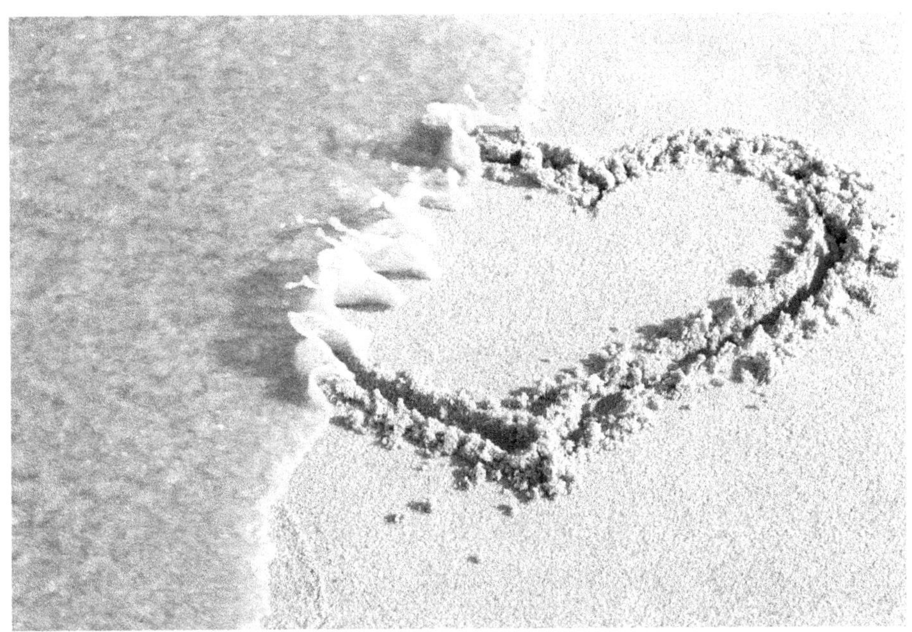

La pire des souffrances est celle de ne plus pouvoir aimer. Fiodor Dostoïevski

La souffrance du corps est peu de chose vis-à-vis de la souffrance du cœur.
Henri-Frédéric Amiel
(Journal intime, le 8 décembre 1873)

Nous ne sommes jamais aussi mal protégés contre la souffrance que lorsque nous aimons.
Sigmund Freud
(Malaise dans la civilisation, 1929)

<u>Les douleurs de séparation et/ou d'abandon</u>

Ne parle t'on pas de "coeur brisé"... Et bien ça fait mal ! Bien sûr, on ne parle pas ici d'une douleur physique mais d'une douleur émotionnelle qui peut être désagréable. Souvent cette douleur émotionnelle se répercute de toute façon par certaines caractéristiques sur nos comportements/notre physique et notre mental.

Souvent, il n'y a que le temps qui soulage. Mais comme je vous l'ai dis, la force de notre esprit peut avoir une grande influence. Il ne faut pas rester dans le passé. On peut en faire une leçon. Puis il faut s'ancrer dans le présent et surtout (re)construire son avenir. Notez vos projets , vos idées, les leçons apprises, ce que vous ne ferez plus jamais dans une relation et ce que vous avez quand même apprécié. Prenez soin de vous. Profitez de votre nouvelle vie pour faire des activités qui vous plaisent et qui vous font vous sentir bien : allez courir, prenez un rendez-vous chez le coiffeur, changez la disposition de vos meubles, ...

Qu'en pensez-vous ?

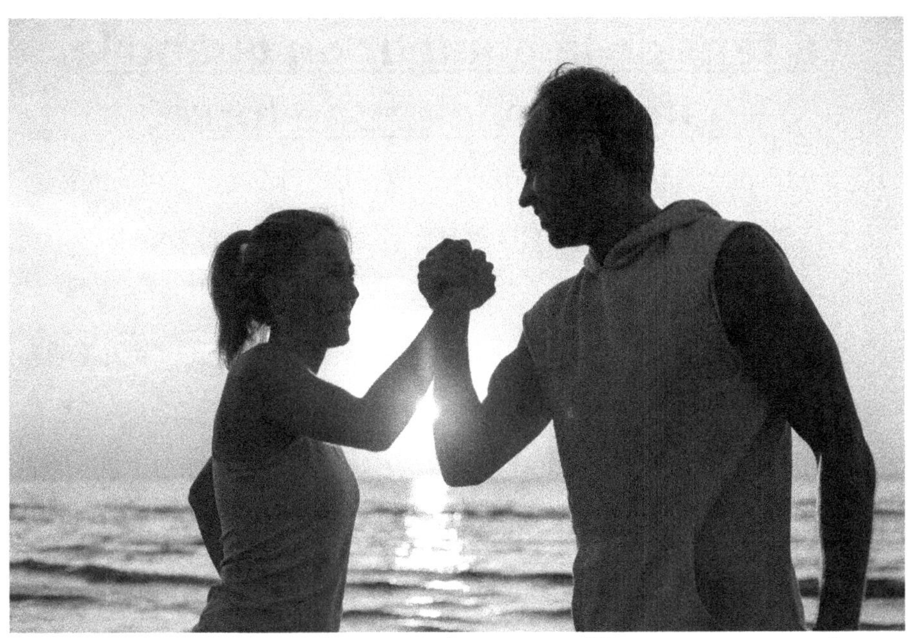

N'attendez pas de ne plus souffrir pour profiter de la vie. Anonyme

Nous sommes l'unique créateur de certaines de nos souffrances. Anonyme

La souffrance intérieure peut occuper une telle place qu'on en oublie la possibilité du bonheur. Certains croient faussement qu'une vie heureuse est une vie sans problèmes et sans souffrances. Anonyme

N'exagérez pas les maux de votre vie et n'en méconnaissez pas les biens, si vous cherchez à vivre heureux. Anonyme

<u>Le sens de la douleur ou quand la douleur devient une force.</u>

Un jour on ma posé une question :
"Si un jour tu étais "guérie" et que tu n'avais plus du tout mal, qu'est ce que cela te ferait ?"
Il s'est alors passé un truc bizarre car je n'ai pas su répondre. C'est là que je me suis rendue compte que ma douleur avait fait de moi ce que je suis. Qu'elle m'avait appris à relativiser. C'est elle qui m'avait parfois donné envie de me dépasser. Comme si je lui lançais un défi. Grâce à cette douleur, j'ai rencontré de belles personnes qui se battent également au quotidien. J'ai appris à écouter les autres, à mieux comprendre leurs souffrances pour les avoir vécue moi-même. J'ai aussi appris à profiter de chaque petit moment que la vie m'offrait. Parce que j'étais reconnaissante parfois d'avoir un petit répit dans ma souffrance pour profiter à fond de ma vie. Bref, je sais que grâce à cette douleur, je suis devenue plus forte mentalement, physiquement et émotionnellement même si je sais que le chemin est encore long.

Qu'en pensez-vous ?

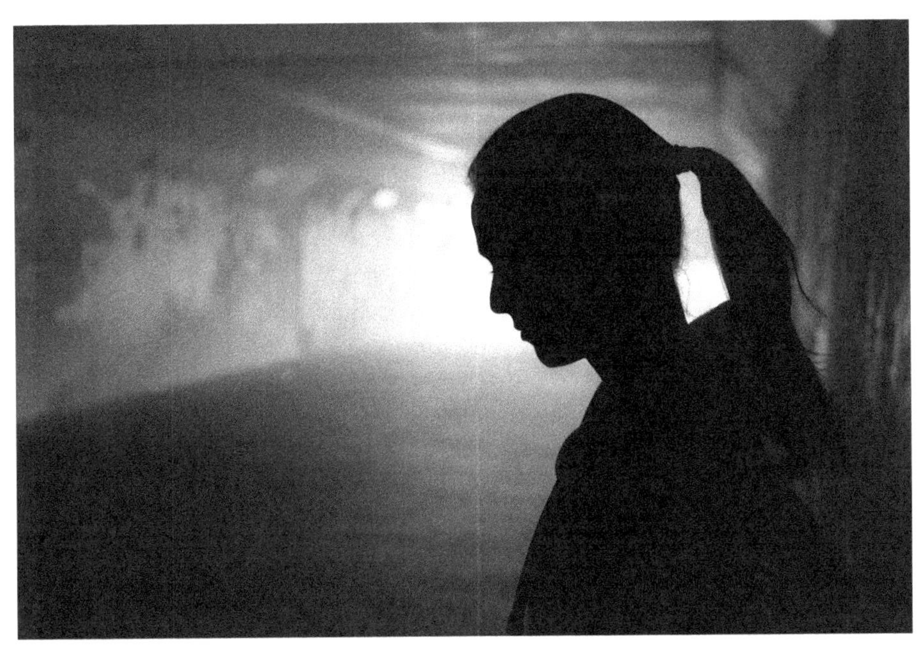

Il n'est pas de progrès sans souffrance.
Proverbe anglais

Les choses qui nous font mal nous instruisent.
Benjamin Franklin

La souffrance fait parfois de grandes femmes et
de grands hommes. Anonyme

On ne peut marcher en regardant les étoiles
lorsqu'on a une pierre dans son soulier.
Proverbe chinois

Les conséquences de la douleurs

La douleur a un impact psychologique. Le mot psychologique irrite souvent, car notre douleur est bien réelle. Au fil des mois ou des années, la douleur va poser des problèmes et des difficultés psychologiques.Cela ne veut pas dire que nous soyons un « malade mental ». Nos réactions sont normales et elles doivent être comprises, car avec la douleur on se sent plus facilement « stressé », « angoissé »...Quelle que soit la cause de la douleur, avec le temps, elle provoque diverses réactions psychologiques : anxiété, insomnie, fatigue, tension nerveuse, repli sur soi, démoralisation, dépression, parfois désintérêt sexuel, etc. Ces réactions contribuent à entretenir notre douleur.

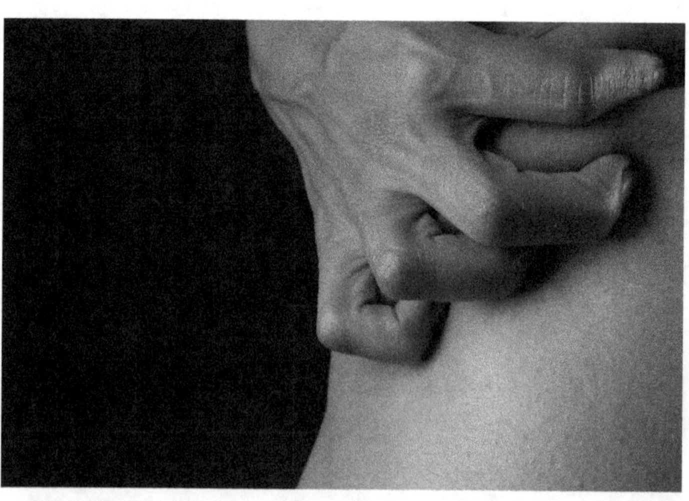

Ainsi s'installent les cercles vicieux qui ont été évoqués. Les conséquences sont nombreuses. Par exemple, vous avez cessé de travailler, ou votre travail s'est modifié, ou vous devez changer de poste de travail. Vous n'avez plus de loisirs. Vous n'avez plus d'activités qui vous plaisent. Vous ne sortez plus, vous ne voyez plus vos amis… Vos relations avec vos proches se sont transformées, vous vous sentez incompris, vous vous sentez isolé. Vos proches ne comprennent pas (ou plus) votre douleur, ils pensent que vous exagérez ou que « c'est dans la tête ».

Qu'en pensez-vous ?

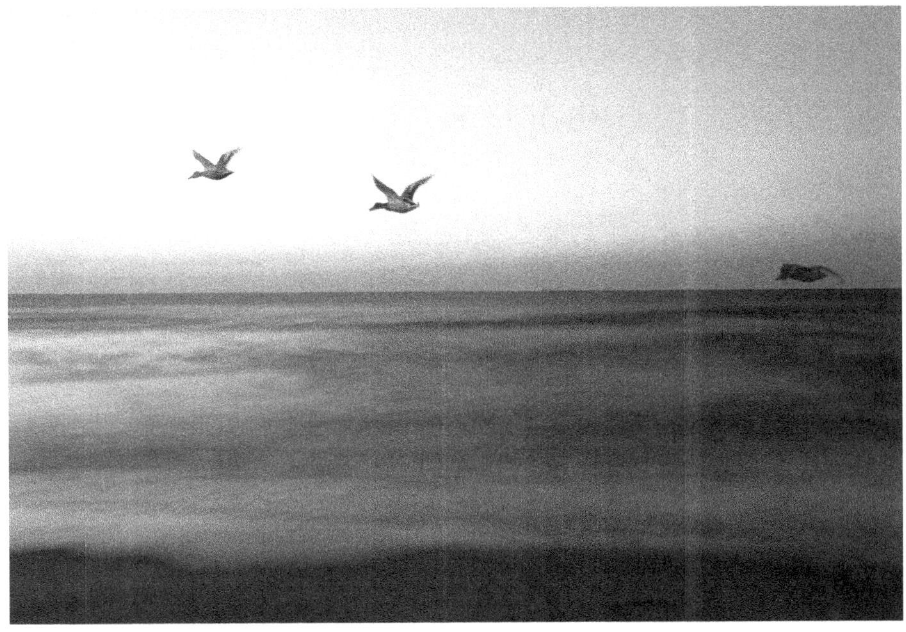

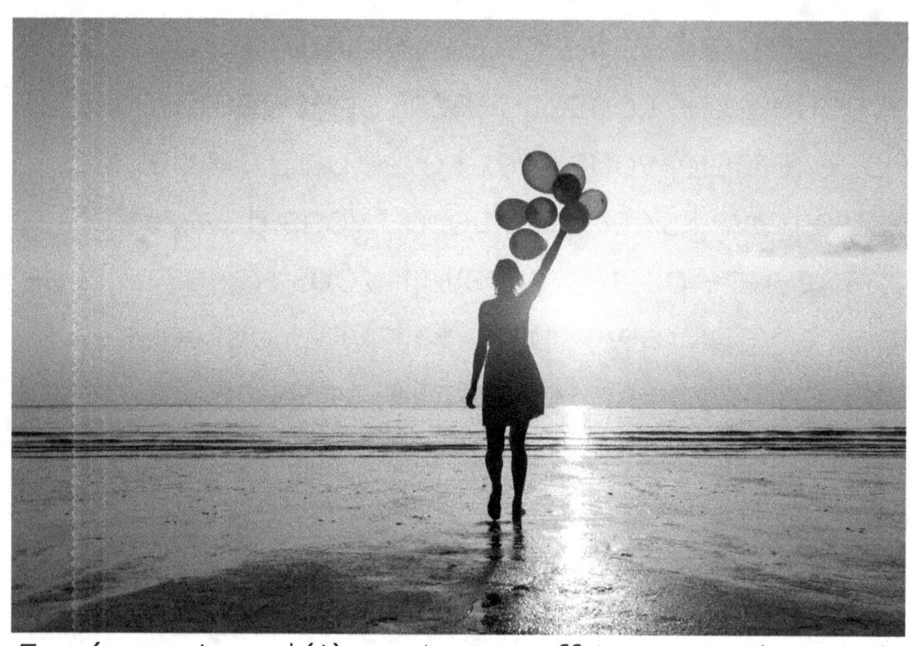

Espérer, c'est déjà moins souffrir. Marcel Portal

La souffrance dénudée de sens use l'espoir.
Anonyme

Rien ne dure dans ce monde, pas même nos
souffrances. Anonyme

L'espérance d'être soulagé donne du courage
pour souffrir. Marcel Proust

Bien que le monde soit plein de souffrance, il
est aussi plein de victoires sur celle-ci.
Helen Keller

L'espoir dans le traitement de la douleur

L'hypersensibilité à la douleur, qui caractérise souvent la douleur chronique, et plusieurs autres maladies seraient associées à une protéine servant de pompe à ions dans les neurones, selon une étude publiée en février dans la revue Nature Communications. L'équipe du professeur Yves De Koninck, de la Faculté de médecine de l'Université Laval et du Centre de recherche CERVO, avait déjà ciblé la protéine KCC2 comme rouage clé d'un mécanisme conduisant à l'hypersensibilité à la douleur. La nouvelle étude confirme cette piste et renforce l'idée que cette protéine pourrait être une cible de choix pour créer une nouvelle classe d'analgésiques. Le transporteur KCC2 est une protéine qui contrôle l'équilibre d'ions entre l'intérieur et l'extérieur des neurones. Lorsque cette pompe ne fonctionne pas correctement, les ions chlorures s'accumulent dans les neurones, ce qui rend ceux-ci plus facilement excitables.

Qu'en pensez-vous ?

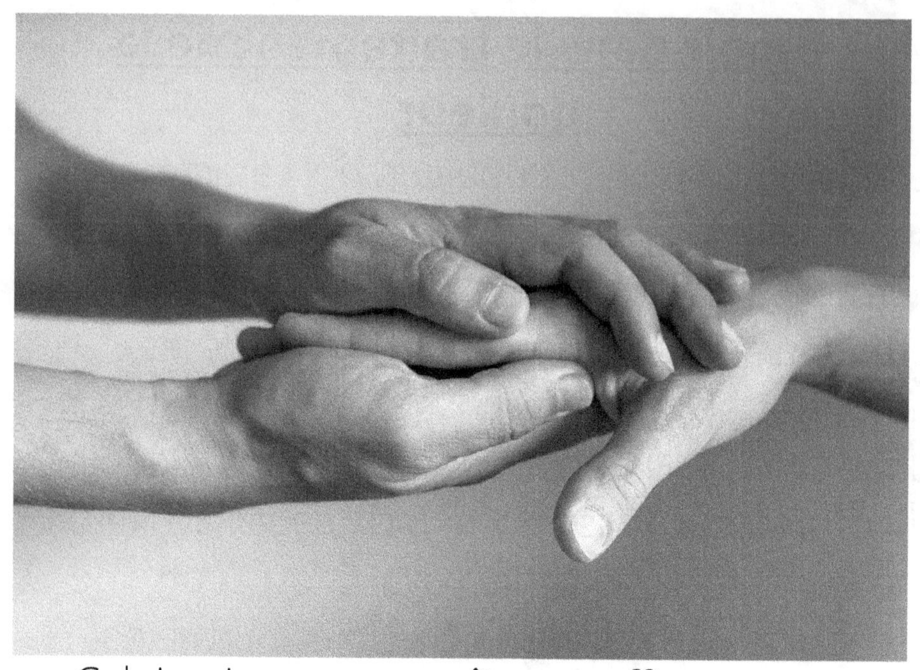

Celui qui ne se connaît pas suffisamment,
souffre inutilement. Anonyme

Chaque moment difficile a le potentiel d'ouvrir
mes yeux et mon cœur. Myla Kabat-Zinn

Les gens qui ne souffrent pas ne peuvent
jamais grandir ni savoir qui ils sont.
James Baldwin

La porte de la vérité a deux clefs : l'une s'appelle
l'étude, l'autre la souffrance. Victor Hugo

Apprivoiser sa douleur, en faire une alliée plutôt qu'une ennemie.

Quand on combat la douleur, on se rend vite compte que c'est un combat perdu d'avance. On a vraiment l'impression que plus on lui résiste et bien, plus elle est forte et dure longtemps.

Alors que si on ne résiste pas, c'est comme si elle nous traversait. Il y a plusieurs choses qu'on peut mettre en place pour apprivoiser la douleur, voici quelques pistes :

- Une hygiène vie saine mais sans oublier de se faire plaisir (souvent) et surtout de ne pas se frustrer
- De l'activité, idéalement au moins une demi heure d'activité en plus que ce que vous faites d'habitude. Pas besoin de vous inscrire aux jeux olympiques, faites ce que vous aimez. Marcher par exemple est un sport complet et accessible à tout le monde (même à l'intérieur).
- Combattre les croyances, les nôtres mais surtout celles des autres

- Ne pas rester seul(e) face à la douleur - ne pas s'isoler. Essayez de partager avec un proche en qui vous avez confiance. Le but n'est pas de se plaindre mais d'avoir une écoute même passive et silencieuse.
- Ne tombez pas dans <u>le triangle dramatique de Karpman</u> en devenant une victime professionnelle. Le triangle de Karpman décrit 3 positions : victime, sauveur et bourreau/persécuteur. *Si vous devenez victime*, vous créez dans vos relations des sauveurs mais aussi des persécuteurs. Vous pourriez aussi *devenir sauveur* en pensant que soulager les autres pourrait vous soulager vous-même. Vous allez créer des victimes en mode plainte et des persécuteurs qui refusent votre aide et vous rejettent.

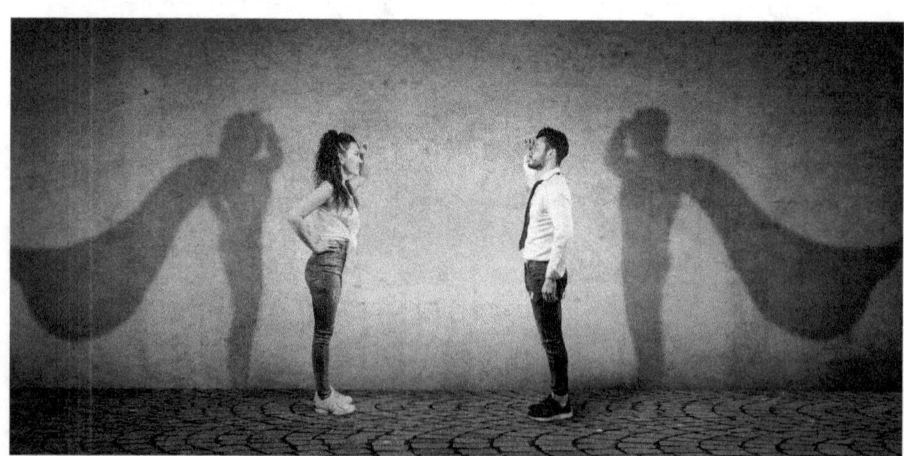

Enfin, vous pourriez *devenir persécuteur* en voulant faire souffrir les autres comme vous souffrez vous-même. Vous créez alors de victimes plaintives et des sauveurs qui veulent vous sauver malgré vous.

Personne n'est responsable de votre douleur, mais par contre vous êtes responsable de l'impact que vous projetez sur votre entourage.

Qu'en pensez-vous ?

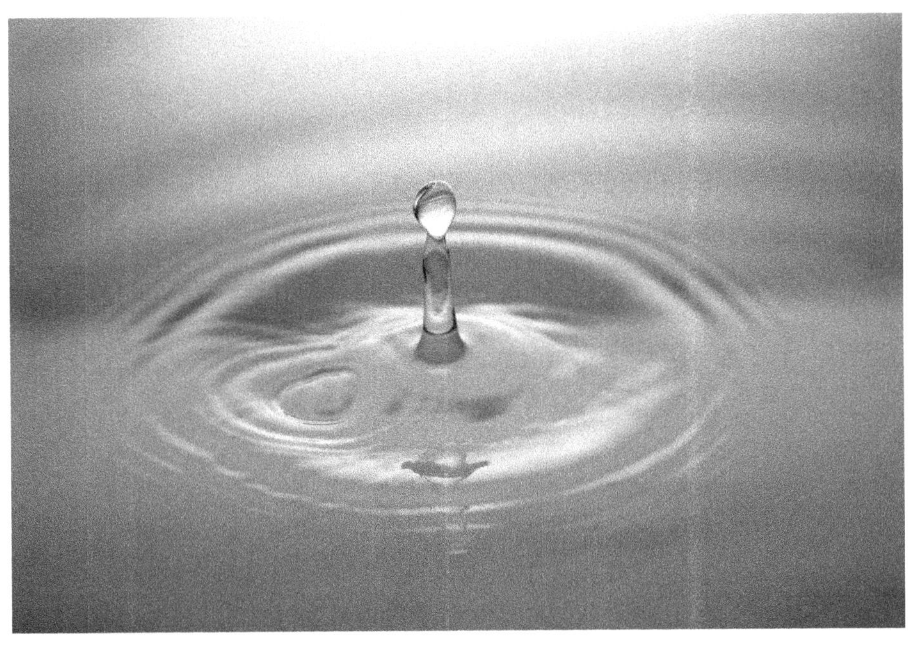

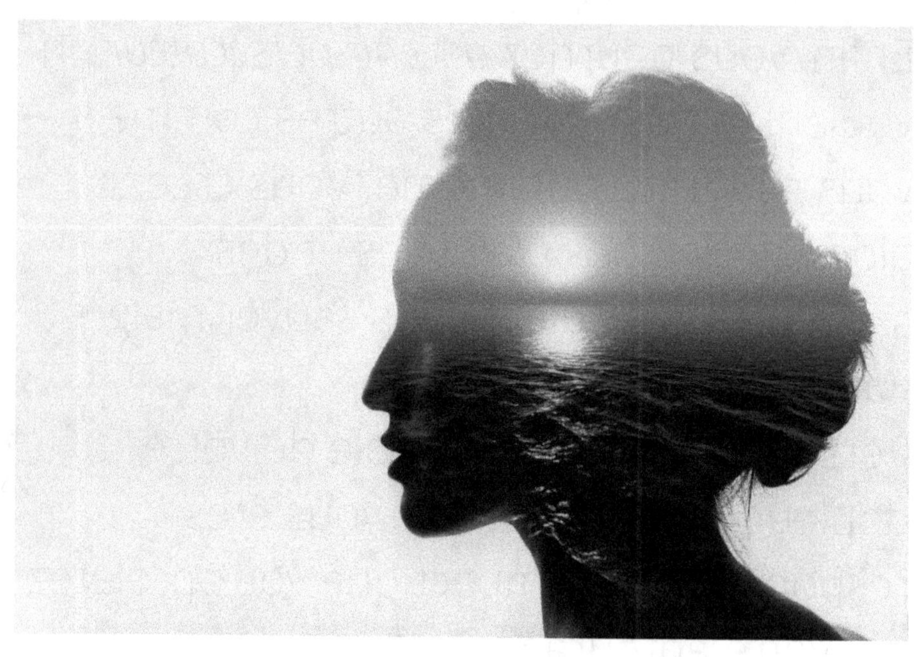

La souffrance est l'école de la sagesse.
Proverbe camerounais

La souffrance humanise; elle rend humble.
Roland Jaccard

C'est par la souffrance que l'on grandit le plus.
Anonyme

Tout ce qui ne nous tue pas nous rend plus fort.
Friedrich Nietzsche

<u>Se libérer de la douleur par la méditation colorée.</u>

Depuis plusieurs années, je pratique la méditation colorée. Cette pratique m'apporte un réel bien-être. C'est mon médecin spécialiste qui me l'a conseillé pour compléter des traitements plus classiques.

<u>Voici comment procéder</u> :

Installez-vous dans un endroit calme, dans une position confortable.

Fermez les yeux ou gardez-les entrouverts.

Respirez doucement.

<u>Voici quelques combinaisons de couleurs à utiliser</u> :

Indigo (couleur de l'aubergine) inspirez - expirez

Bleu ciel et jaune citron : inspirez en bleu et expirez en jaune ou l'inverse

Violet et jaune citron : inspirez en violet et expirez en jaune ou l'inverse

Et enfin : turquoise.

Envie d'en savoir plus : vous pouvez lire les livres suivants :

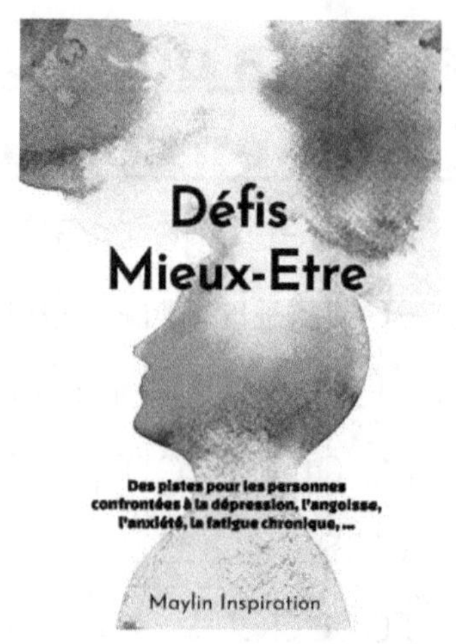

Défi mieux-être

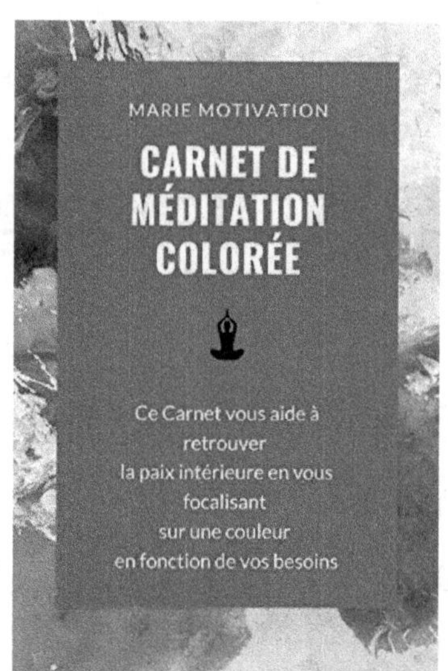

Carnet de méditation colorée

Echelle de ma douleur : _____/10
Date : _________________
Je te pardonne ma douleur……

Echelle de ma douleur : _____/10
Date : _________________
Je te pardonne ma douleur……

Echelle de ma douleur : ____/10
Date : ________________
Je te pardonne ma douleur......

Echelle de ma douleur : _____/10
Date : _________________
Je te pardonne ma douleur......

Echelle de ma douleur : _____/10
Date : ________________
Je te pardonne ma douleur……

Echelle de ma douleur : _____/10
Date : _________________
Je te pardonne ma douleur......

Echelle de ma douleur : _____/10
Date : ________________
Je te pardonne ma douleur……

Echelle de ma douleur : _____/10
Date : ____________________
Je te pardonne ma douleur……

Echelle de ma douleur : _____/10
Date : ________________
Je te pardonne ma douleur......

Echelle de ma douleur : _____/10
Date : ___________________
Je te pardonne ma douleur……

Echelle de ma douleur : _____/10
Date : _________________
Je te pardonne ma douleur……

Echelle de ma douleur : _____/10
Date : ___________________
Je te pardonne ma douleur……

Echelle de ma douleur : _____/10
Date : _________________
Je te pardonne ma douleur......

Echelle de ma douleur : _____/10
Date : ___________________
Je te pardonne ma douleur……

Echelle de ma douleur : _____/10
Date : ________________
Je te pardonne ma douleur……

Echelle de ma douleur : _____/10
Date : _________________
Je te pardonne ma douleur……

Echelle de ma douleur : _____/10
Date : __________________
Je te pardonne ma douleur......

Echelle de ma douleur : _____/10
Date : _________________
Je te pardonne ma douleur......

Echelle de ma douleur : _____/10
Date : _________________
Je te pardonne ma douleur......

Echelle de ma douleur : _____/10
Date : ________________
Je te pardonne ma douleur……

Echelle de ma douleur : _____/10
Date : _________________
Je te pardonne ma douleur……

Echelle de ma douleur : _____/10
Date : _________________
Je te pardonne ma douleur......

Echelle de ma douleur : _____/10
Date : ___________________
Je te pardonne ma douleur……

Echelle de ma douleur : _____/10
Date : ____________________
Je te pardonne ma douleur......

Echelle de ma douleur : _____/10
Date : _________________
Je te pardonne ma douleur……

Echelle de ma douleur : _____/10
Date : _________________
Je te pardonne ma douleur......

Echelle de ma douleur : _____/10
Date : __________________
Je te pardonne ma douleur……

Echelle de ma douleur : _____/10
Date : __________________
Je te pardonne ma douleur......

Echelle de ma douleur : _____/10
Date : _________________
Je te pardonne ma douleur……

Echelle de ma douleur : _____/10
Date : ___________________
Je te pardonne ma douleur......

Echelle de ma douleur : _____/10
Date : ________________
Je te pardonne ma douleur......

Echelle de ma douleur : _____/10
Date : __________________
Je te pardonne ma douleur……

Echelle de ma douleur : _____/10
Date : _________________
Je te pardonne ma douleur……

Echelle de ma douleur : _____/10
Date : _________________
Je te pardonne ma douleur......

Echelle de ma douleur : _____/10
Date : ___________________
Je te pardonne ma douleur......

Echelle de ma douleur : ______/10
Date : _________________
Je te pardonne ma douleur......

Echelle de ma douleur : _____/10
Date : _________________
Je te pardonne ma douleur......

Echelle de ma douleur : _____/10
Date : _________________
Je te pardonne ma douleur......

Echelle de ma douleur : _____/10
Date : _________________
Je te pardonne ma douleur……

Echelle de ma douleur : _____/10
Date : __________________
Je te pardonne ma douleur……

Echelle de ma douleur : _____/10
Date : ___________________
Je te pardonne ma douleur……

Echelle de ma douleur : _____/10
Date : ________________
Je te pardonne ma douleur......

Echelle de ma douleur : _____/10
Date : _________________
Je te pardonne ma douleur……

Echelle de ma douleur : _____/10
Date : __________________
Je te pardonne ma douleur……

Echelle de ma douleur : _____/10
Date : ___________________
Je te pardonne ma douleur……

Echelle de ma douleur : _____/10
Date : __________________
Je te pardonne ma douleur……

Echelle de ma douleur : _____/10
Date : ___________________
Je te pardonne ma douleur……

Echelle de ma douleur : _____/10
Date : _________________
Je te pardonne ma douleur......

Echelle de ma douleur : _____/10
Date : ________________
Je te pardonne ma douleur......

Echelle de ma douleur : _____/10
Date : _________________
Je te pardonne ma douleur……

Echelle de ma douleur : _____/10
Date : _________________
Je te pardonne ma douleur......

Echelle de ma douleur : _____/10
Date : ________________
Je te pardonne ma douleur……

Echelle de ma douleur : _____/10
Date : __________________
Je te pardonne ma douleur……

Echelle de ma douleur : ____/10
Date : ________________
Je te pardonne ma douleur……

Echelle de ma douleur : _____/10
Date : ________________
 Je te pardonne ma douleur……

Echelle de ma douleur : _____/10
Date : __________________
Je te pardonne ma douleur……

Echelle de ma douleur : _____/10
Date : ___________________
Je te pardonne ma douleur……

Echelle de ma douleur : _____/10
Date : _________________
Je te pardonne ma douleur......

Echelle de ma douleur : _____/10
Date : _________________
Je te pardonne ma douleur……

Echelle de ma douleur : _____/10
Date : _________________
Je te pardonne ma douleur……

Echelle de ma douleur : _____/10
Date : ________________
Je te pardonne ma douleur……

Echelle de ma douleur : _____/10
Date : _________________
Je te pardonne ma douleur……

Echelle de ma douleur : _____/10
Date : _________________
Je te pardonne ma douleur......

Echelle de ma douleur : _____/10
Date : _______________
Je te pardonne ma douleur……

Echelle de ma douleur : _____/10
Date : _________________
Je te pardonne ma douleur……

Echelle de ma douleur : _____/10
Date : _________________
Je te pardonne ma douleur......

Echelle de ma douleur : _____/10
Date : _______________
Je te pardonne ma douleur……

Echelle de ma douleur : _____/10
Date : __________________
  Je te pardonne ma douleur......

Echelle de ma douleur : _____/10
Date : __________________
Je te pardonne ma douleur……

Et pour terminer...

J'espère que ce livret vous aura été utile dans le soulagement de vos douleurs. Ce n'est pas un remède miracle mais une alternative qui peut valablement accompagner la médecine classique.

N'hésitez pas à me dire comment cela s'est passé pour vous.

Vous pouvez toujours me contacter par mail : maylininspiration@gmail.com

Portez-vous bien. Namaste

Maylin Inspiration

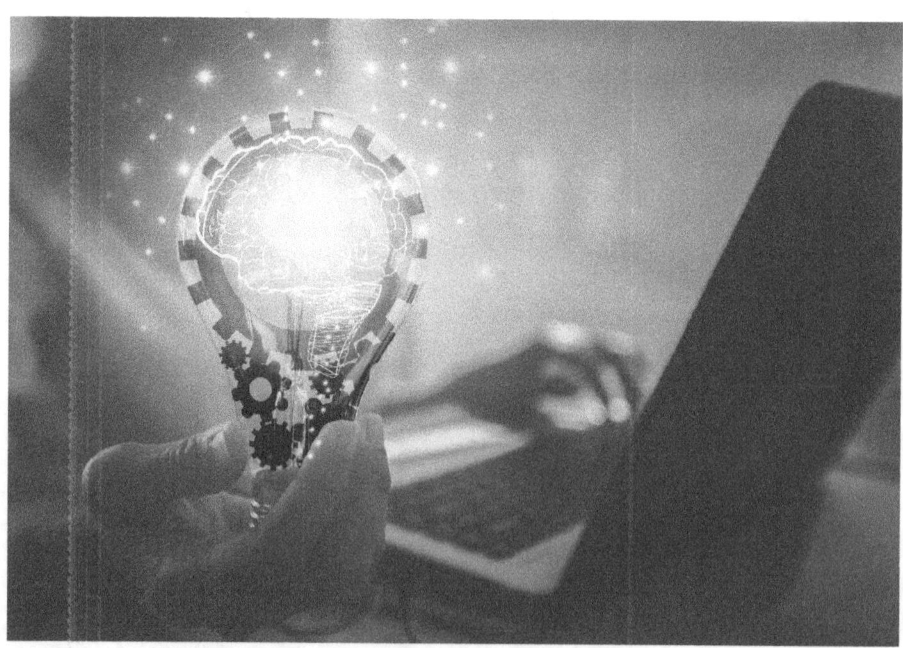